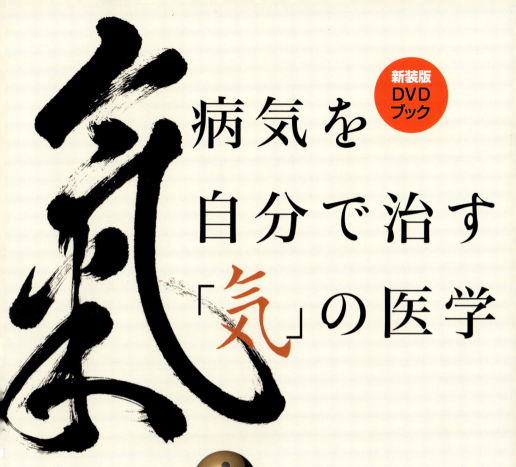

氣

病気を自分で治す「気」の医学

新装版 DVDブック

世界医学気功学会
特邀気功専家・常務理事・副主席

青島大明

講談社エディトリアル

おことわり

　気功法は、正しく行わないと効果があります。繰り返し映像や文章を見て、確認しながら行うことをお奨めします。気功法を行って体調が悪くなるようであれば、一度中断し、気功法が正しくできているかを確認してください。また、「気」が合わない場所で行っている場合がありますので、場所を替えてみてください。そして、ある種の薬を常用、他の治療法や健康法を併用している場合、気功法の効果が出にくい場合があります。

　また、どれほど気功法を行って病気が良くなっても、

①その人の環境の問題、

②意識の問題、

③習慣（食べ物や喫煙など）の問題

　などが間違っていれば、完治することは困難です。

DVDブック『病気を自分で治す「気」の医学』について

　大明気功では、病気を少しでも早く克服するために、練功（気功の練習）を毎日実施することを推奨しています。

　その練功とは、①静功②動功③個々の患部への功法の３種類です。これらの練功は、正しい場所、正しい方法、正しい頻度で行う必要があります。

　そこで、より明確に習得できるよう映像と文章により構成したのが、このDVDブックです。私の前著『病気がすべて治る「気」の医学』をまず読んでからこのDVDブックを見ると理解しやすいのですが、まだ読んでいない方は、DVDの全編再生で始めから順にご覧いただき、「気」についての理解を深めた上で次に移ってください。

「大雁功」は、身体に「良い気」を取り入れ経絡を通じさせ、「悪い気」を外に追い出せる練功です。「通常の速度」でリズムを、「わかりやすく、ゆっくりと」で型をマスターしてください。また、どうしても64型すべてはできない方のために「短縮版」もあります。

「静功」は、「気」のコントロール力を高めるので、必ず「大雁功」と組み合わせて行うようにしてください。

「部位別の気功法」をする際は、CG（図解）画面の矢印の動く速度を参考にしてください。

　また、より多くのつらい症状が緩和できるようにと、気功法の組み合わせによって効果があるものを紹介しています。少しずつでも毎日行うことが大切です。

病気を自分で治す「気」の医学——目次

おことわり ………2

DVDブック『病気を自分で治す「気」の医学』について ………3
気功と出会い、人生が変わった青島大明
現代医学の最高権威が見放した関節のヘルニアが治った ………12
気功と現代医学の懸け橋になりたい! ………13
「気の医学」とは何か? ………14
私が治した病気と治す自信のある病気 ………15
大明気功の極意 ………16
大明気功が推奨する「大雁功」………17
「大雁功」は全身に「良い気」を取り入れる外気功の練功 ………18
大雁功（短縮版）………33
静功で「気」の自己コントロール力を高める ………34
「静功」を行う上の注意点 ………34
「静功」を行う時間 ………35
部位別の「気」の医学 ………36
「気」の取り入れ方 ………37
「気」の医学の基本は腎臓を保護すること ………37
頭に効く「気」の医学 ………38
＊基本型　＊頭痛　＊血圧　＊「悪い気」を追い出す　＊ガンを治す
鼻に効く「気」の医学 ………41
目に効く「気」の医学 ………42
＊基本型　＊近視　＊老眼　＊乱視

肩に効く「気」の医学 ………44

腰に効く「気」の医学 ………44

耳に効く「気」の医学 ………44

腹に効く「気」の医学 ………45

不眠症に効く「気」の医学 ………45

特典映像──組み合わせで効く「つらい症状27」

Ⅰ　特に頭の部分に「気」を通じさせる ………46
①脳梗塞、脳溢血の後遺症　②イライラ　③立ちくらみ、めまい　④貧血
⑤更年期障害、自律神経失調症　⑥のぼせ、手足のほてり　⑦物忘れ
⑧吐き気　⑨食欲不振　⑩疲労感　⑪寝違え

Ⅱ　特に腎臓に「気」を通じさせる ………52
⑫五十肩　⑬喘息　⑭二日酔い　⑮婦人病、生理痛　⑯頻尿、残尿感
⑰精力減退　⑱むくみ　⑲手足のしびれ　⑳冷え症　㉑こむら返り
㉒肌荒れ（吹き出物）　㉓しみ

Ⅲ　特に腹に「気」を通じさせる ………58
㉔食べ過ぎ、胃のもたれ　㉕口臭　㉖しゃっくり　㉗痔

全編再生では◆の番号で好きな画面を検索できます！

序・旭日東昇 **1**

気功と出会い、人生が変わった青島大明 **2**

「気」とは生命エネルギー **3**

全身に「良い気」を取り入れるのが「大雁功」 **4**

大雁功を始めます〜通常の速度〜 **5**

大雁功を始めます〜わかりやすく、ゆっくりと〜 **6**

1）起式 **6**　　2）展翅 **7**　　3）合翅 **8**　　4）折窩 **9**　　5）抖膀 **10**

6）折窩 **11**　　7）抖膀 **12**　　8）上挙 **13**　　9）合掌 **14**　　10）翻掌 **15**

11）下腰 **16**　　12）纏手 **17**　　13）回気 **18**　　14）左弾足 **19**

15）推気 **20**　　16）撈気 **21**　　17）転身回気 **22**　　18）右弾足 **23**

19）推気 **24**　　20）撈気 **25**　　21）纏手 **26**　　22）雲手 **27**　　23）涮腰 **28**

24）落膀回気 **29**　　25）単展翅 **30**　　26）上歩伸膀 **31**

27）纏頭過耳 **32**　　28）下圧 **33**　　29）上托 **34**　　30）回気 **35**

31）撈月 **36**　　32）転身 **37**　　33）上歩望掌 **38**　　34）望月 **39**

35）圧気 **40**　　36）転身圧気 **41**　　37）泳動 **42**　　38）瞰水 **43**

39）拍水飛翔 **44**　　40）飲水 **45**　　41）望天 **46**　　42）帰気 **47**

43）抓気 **48**　　44）翻掌搂気 **49**　　45）抱球 **50**　　46）揉球 **51**

47）転身揉球 **52**　　48）抱気 **53**　　49）貫気 **54**　　50）抬膀 **55**

51）翻翅 **56**　　52）背翅 **57**　　53）起扇上飛 **58**　　54）転身 **59**

55）飛上 **60**　　56）過水飛翔 **61**　　57）転身 **62**　　58）飛上 **63**

59）尋食 **64**　　60）転身 **65**　　61）尋窩 **66**　　62）転身泳動 **67**

63）安睡帰気 **68**　　64）収式 **69**

大雁功を始めます～「64型」ができない人のために 70
静功は「気」の自己コントロール力を高めるもの 71
静功を始めます 72

部位別の「気」の医学 73

「気」の取り入れ方 74

「気」の医学の基本は腎臓を保護すること 75

頭に効く「気」の医学

　基本型 76　　頭痛編 77　　血圧編 78

　「悪い気」を追い出す方法編 79　　ガンを治す方法編 80

鼻に効く「気」の医学 81

目に効く「気」の医学

　基本型 82　　近視編 83　　老眼編 84　　乱視編 85

肩に効く「気」の医学 86

腰に効く「気」の医学 87

耳に効く「気」の医学 88

腹に効く「気」の医学 89

不眠症に効く「気」の医学 90

大明気功院のご案内 91

『病気を自分で治す「気」の医学』の視聴方法

1. DVDプレーヤーに正しくディスクをセットしてください。
(DVDプレーヤーの取り扱いについては、ご使用のDVDプレーヤーの取扱説明書をご参照ください)

2. 自動的にオープニング映像(旭日東昇)が再生されます。

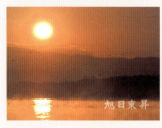

3. オープニング映像終了後、メインメニューが表示されます。

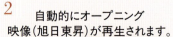

＊メインメニューでは【全編再生】、【選択再生】内の項目【特典映像】をDVDプレーヤー・リモコンの[▲][▼](カーソル)ボタンを押して選択し再生することができます。
＊【全編再生】を選択し、[実行](エンター)ボタンを押します。

4. オープニング映像から始まり、全編の映像が再生されます。

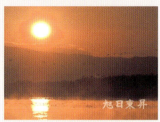

＊【全編再生】の映像が再生されている間に[数字](テンキー)ボタンを押すと、入力した番号の映像に進むことができます。

5. 検索番号⑱「大雁功」の「回気」の映像が再生されます。

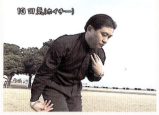

＊番号は、本(4～5ページ)の検索番号を参照してください。
＊自動的に次の映像に進み、再生が終了すると

6. メインメニューが表示されます。

＊【選択再生】内の項目のうち、「気功と出会い、人生が変わった青島大明」、「『気』とは生命エネルギー」、「大明気功院」を選択すると、項目別の映像が再生されます。また、「大雁功を始めます」、「静功を始めます」、「部位別の『気』の医学」を選択すると、項目別のサブメニューが表示されます。
＊【特典映像】を選択すると、サブメニューが表示されます。

「気功と出会い、人生が変わった青島大明」
「『気』とは生命エネルギー」　　　　　　をご覧になる場合
「大明気功院のご案内」

メインメニューから、ご覧になりたい項目を選択

＊DVDプレーヤー・リモコンの［▲］［▼］（カーソル）ボタンを押し、【選択再生】内の上記3項目のうち、ご覧になりたい項目を選択、［実行］（エンター）ボタンを押してください。

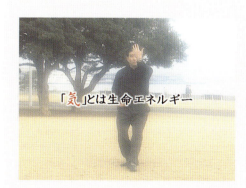

選んだ映像（例・「『気』とは生命エネルギー」）が再生されます

＊選択した映像の再生が終了すると、自動的にメインメニューに戻ります。

メインメニューが表示されます
＊DVDプレーヤー・リモコンで選択すると、その項目のところに赤いアンダーラインが表示されます。

「大雁功を始めます」
「静功を始めます」
「部位別の『気』の医学」   をご覧になる場合
「特典映像―組み合わせで効く『つらい症状27』」

メインメニューからご覧になりたい項目を選択

＊DVDプレーヤー・リモコンの［▲］［▼］（カーソル）ボタンを押し、【選択再生】内の上記4項目のうち、ご覧になりたい項目を選択し、［実行］（エンター）ボタンを押してください。

選択した項目のサブメニューが表示されます

例「静功を始めます」を選択した場合
→「静功は『気』の自己コントロール力を高めるもの」を選択し、［実行］ボタンを押すと、その映像が再生されます。
→「静功を始めます」を選択し、［実行］ボタンを押すと、その映像が再生されます。
＊選んだ項目の映像再生が終了した後、自動的に「静功を始めます」のサブメニューに戻ります。

他のメニューに戻りたい場合

＊メインメニューに戻りたい場合は、選択した項目のサブメニューが表示されてから、「メインメニューに戻る」を選択し、［実行］ボタンを押してください。
＊各項目のサブメニュー内で次のメニューをご覧になりたい場合は、「次に進む」を選択し、［実行］ボタンを押してください。

「大雁功を始めます〜わかりやすく、ゆっくりと〜
（１型ずつ見る）」をご覧になる場合

メインメニューから「大雁功を始めます」を選択

DVDプレーヤー・リモコンの［▲］［▼］（カーソル）ボタンを押し、「大雁功を始めます」のサブメニューうちの「大雁功を始めます〜わかりやすく、ゆっくりと〜（１型ずつ見る）」を選択、［実行］（エンター）ボタンを押します。

大雁功の64型のメニューが表示されます

＊ご覧になりたい項目を選択、［実行］ボタンを押します。
＊選んだ項目の映像が再生終了した後、自動的にその項目の表示されたメニューに戻ります。

メインメニューに戻りたい場合

＊メインメニューに戻りたい場合、まず『「大雁功を始めます」に戻る』を選択、［実行］ボタンを押します。「大雁功を始めます」メニューが表示されたら、「メインメニューに戻る」を選択、［実行］ボタンを押してください。

気功と出会い、人生が変わった青島大明

現代医学の最高権威が見放した関節のヘルニアが治った

「気」の力で病気を治す——そう聞くと、日本の方々の多くは半信半疑な顔をなさいます。無理もありません。中国においても、気功の力を信じている人は必ずしも多くはないのですから。実は、つい数年前まで私の父も気功を信じていませんでした。

私にしても自分が稀有な体験をするまでは、「気」の知識はおろか、「気」の存在すら知らなかったのです。

私は11歳の時に右手親指の関節から軟骨が飛び出し、激痛が走るくらいにまでなってしまいました。痛みはどんどん悪化し、日常生活にも影響を及ぼすほどにまでなりました。

そこで、西洋医学と漢方との最高権威、中国を代表する医療陣に診療してもらいましたが、「絶対に治らない、諦めるしかない」と言われたのです。病院を5ヵ所も回りましたが、どの医者も言うことは同じでした。

ところがその数年後、中学生になってからのこと、在中国日本大使館のすぐそばの日壇公園で運命的な出会いがあったのです。

どんな名医からも治らないと言われた私の指が、公園で多くの人を施術していたおじいさんによって、5分足らずのうちに完治したのです。これこそが、最初の師・賈永斌大師との出会いです。

「不通則痛」。人間の身体の中で、「気」がちゃんと通じていないところがあると痛みとなる——。賈大師が教えてくれた言葉です。

この事実を目のあたりにしたことが、私の人生を大きく変えました。

痛みとは、「気」が通じていないからこそ起こる。「気」を通じさせることで病気が治り、それを操る術こそが「気功」なのだと、私はその時理解したのです。

　そして、こんな素晴らしいことはできるだけ多くの人にも起きてほしいと思ったのです。そのためだったら、私は寝食の時間も惜しくないとも思いました。

　私の熱意が認められ、賈大師は「お前が私の最初で最後の弟子だ」と弟子入りを許してくれました。その日から、10代の多感な時を「気」の勉強に費やしたのは言うまでもありません。

　それから、さらに大雁功の楊梅君大師、祝由科（法術の一種）の黄茂祥大師らについて、種類の違う気功を学んだのです。

「気功」が科学と医学に革命を起こすと固く信じ、そのために一生を捧げようと願ったからです。

気功と現代医学の懸け橋になりたい！

　幼少の頃に、青島の占い師から「この子は東へ行く」と予言され、その通りに1982年、22歳の時に来日したのです。大学時代を過ごした高知県を始めとし、現在の大明気功院のある横浜など日本各地で、ありとあらゆる病気の方と出会ってきました。

　まだ現代医学では解明できない、病気を治す不思議な「気の威力」は、私が27年間にわたり学んだ中で、必ずあると信じています。また、現実に治っている方がいますので、「もう治らない病気」と諦めている

多くの方に夢と希望を捨てないでいただきたいと願い、難病の克服と研究に努めてきました。

　そして2002年8月、私の初めての著書『病気がすべて治る「気」の医学』が出版されてからは、あまりの反響の大きさに我ながら驚いています。

　世の中には、難病・奇病で苦しんでいる方が本当に多くいるのです。現代医学の限界を感じて、患者さんのために連絡をされてきた医師もいます。そういう方のために、時間の許す限り、たとえ遠方でも伺えるようにしたいと心がけています。

「気の医学」とは何か?

　多くの方を施術してきた中で、「気の医学」の大切なポイントが腎臓にあることが分かりました。腎臓に「悪い気」が入ることで他の部位の病気になることが多いのです。このDVDブックでも紹介しているように、「腎臓を保護する気功法」は自分で健康を手に入れるために大変重要な気功法です。

　私が施術しなくても、自分で毎日、正しく気功をすることで実に高い効果が得られます。ですから、このDVDブックを参考に、身体に生命力を漲らせてください。

　ところで、「気」に対する私の対処法をひとつ。私は「悪い気」を少しでも防ぐために、常に両手に金属のブレスレットや時計などを身につけるようにしています。

私が治した病気と治す自信のある病気

──────『気功全書』(池田弘志・編著　出版芸術社刊)より

(ガン)・初期ガン（子宮ガン、胃ガン完治）・末期ガン（胃ガン完治）・ガンによる痛み緩和、食欲不振、排泄障害、臓器の腫れの改善、止血等

(脳の病気)・自閉症・植物人間状態からの改善・多発性硬化症・脳内出血による後遺症・脳性麻痺・てんかん

(神経系の病気)・座骨神経痛・顔面神経麻痺・帯状疱疹・その他の身体の麻痺

(精神の病気)・自律神経失調症・登校拒否・幻覚・対人恐怖症・精神病

(目の病気)・眼底出血・視野狭窄症・飛蚊症・失明からの回復

(耳、三半規管の病気)・耳鳴り・難聴・メニエール病

(免疫系の病気)・アトピー性皮膚炎・食物アレルギー・花粉症

(老年期の病気)・痴呆症

(肺、気管の病気)・喘息・気胸

(心臓の病気)・心筋梗塞・心房細動・心不全

(循環器の病気)・不整脈・高血圧・低血圧・解離性動脈瘤

(消化器の病気)・胃痛・潰瘍性大腸炎・胃潰瘍・下痢・便秘

(腎臓、肝臓の病気)・腎機能障害・腎不全・肝機能障害・肝硬変

(内分泌の異常)・糖尿病・甲状腺肥大・高脂血症・橋本病（甲状腺ホルモン減退症）

(骨、関節の病気)・ギックリ腰・椎間板ヘルニア・骨棘(関節の軟骨増生)・リウマチ・骨粗しょう症・変形性関節症

(男性、女性特有の病気)・前立腺肥大・子宮筋腫・乳腺線維腺腫

(難病)・膠原病・閉塞性動脈硬化症による壊疽……その他

大明気功の極意

「気」は、目に見えるものではありません。そんな「気」をどう認識したらよいのか？　私も初めのうちは、あまりにも漠然とした「気」というものに対して不安を感じていました。

　しかし、賈大師らを始めとする師の施術に立ち合いながら学び、自らも「気」を操れるようになってから、自分の中で明確に「気」に対する規定ができてきました。

「気」とは、生命のエネルギーなのです。それは、人間、動物、植物といった生命体にだけ存在するものではありません。生命を持たない物質からも「気」は発せられているのです。

　陰と陽。プラスとマイナス。「気」の生命エネルギーの陰陽の組み合わせで「気」の種類が決まっています。

　健康な生活を送るためには、「良い気」を取り入れ、「悪い気」を出すことが大事です。こうした「気」の交換は外気功と呼ばれます。また、「気」を体内で循環させ自分でコントロールできるようにする訓練を内気功と言います。この２つを練習することによって、気功ができるようになるわけです。

　身体の中の「気」の通り道を、中国医学では「経絡」と呼んでいます。「経」は縦の幹線、「絡」は網の目状の支線と考えてください。

　大明気功の極意は、次の３つです。

　１　生命の源である「気」を正しく通じさせること。

　２　「良い気」を身体の中に取り入れ、「悪い気」を外に出すこと。

　３　「悪い気」を「良い気」へと変化させること。

大明気功が推奨する「大雁功」

　大明気功では、病気を克服するために、気功施術を受けるだけでなく、自分での練功を奨めています。

「大雁功」の動功は、大明気功が目指している「良い気」を身体の中に取り入れ経絡を通じさせ、「悪い気」を身体の外に出すことができる非常に優れた外気功の練功です。

　中国で最も尊敬されている気功師のひとり、楊梅君大師によって伝えられた功法です。

　数千種類の気功があると言われる中国において、政府が1998年に審査・認定し公布した11種類の健康気功法の１つです。

　その動作は、朝から夜までの雁の一日の生活を模しています。その一連の動作によって、身体の各部位の経絡を通じさせるとともに、必要な部分にバランス良く「気」を確保できるのです。

　優れた効果がある一方で、正確さを要求されるので、必ずしも簡単かつすぐに正しい功法を習得できないかもしれません。しかし、「わかりやすく、ゆっくり」の速度で紹介していますので、少しでも不確かな部分があったら、説明と併せて繰り返し見てください。

　また、始めから全部は無理だと思った方は、「短縮版」でもいいですから、毎日行ってみてください。

　少なくとも１日２回は実施してください。

　なお、このDVDブックで紹介している大雁功は、私の理解に基づき「良い気」を取り入れることを充実させるべく改良したものです。現在普及している大雁功とは、若干違っている部分があります。

「大雁功」は全身に「良い気」を取り入れる外気功の練功

　まず、「通常の速度」の場面で、テンポとリズムを覚え、正しい動作は「わかりやすく、ゆっくりと」の場面でマスターしてください。

1 起式 (チーシー) ❻

両足を肩幅に開き、身体を真っ直ぐにリラックスして立ちます。舌を上顎につけ、口は軽く閉じ、視線を前方30〜50メートルの地面におきます

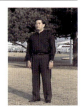

2 展翅 (ヂャンチー) ❼

手に温かさ、または重さやしびれなどを感じたら、踵を少しだけ上げ、両手指先を下に向けたまま、両腕を真っ直ぐ肩の高さまで持ち上げます

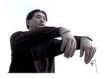

3 合翅 (フォアチー) ❽

両掌を顔と向かい合うように上に回し、顔の近くまで引き寄せます

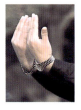 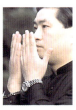

4 折窩 (ヂャーウォ) ❾

掌を反対側に向け前方に押し出すようにし、約30センチメートルのところで両手を分け、斜め下におろします。身体の後ろで指先が向き合うようにして「気」を抱え、両肘を曲げながらウエスト下あたりまで持ち上げます

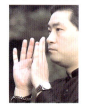

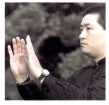 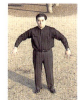

5 抖膀 (ドウパン) ❿

掌は上向きにして手を腰に置きます。肘を前方に押し出し、手首を抜き手を前に持ってきて、肘で脇腹を叩くのと同時に踵を地面につけます

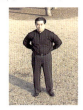 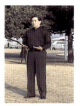

◆の番号はDVDの全編再生でのみ検索できるものです

6 折窩 （ヂャーウォ）

上向きの掌を顔に近づけます。4の「折窩」の動作に入り、この時に踵を少し上げます

7 抖膀 （ドウバン）

5の「抖膀」の動作を繰り返します

8 上拳 （シャンジュ）

両掌の上にある「気」をこぼさないようにゆっくりと持ち上げ、頭頂部にある百会に入れます

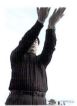 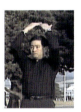

9 合掌 （フォアジャン）

両肘を横に動かし、百会の上で指を組みます

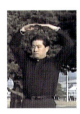 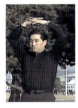

10 翻掌 （ファンジャン）

組んだ両掌を上向きに返し、百会の上で両手を真っ直ぐ上方に伸ばします

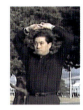

11 下腰 （シャイヤォ）

腰を曲げて、両掌が下向きになるように軽く前屈します。腰を軸に、身体を左足前、右足前、正面と揺らします

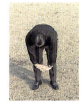 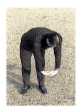

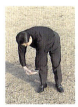 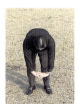

◆の番号はDVDの全編再生でのみ検索できるものです

12 纏手 （チャンショウ）

両手を左右に分け、身体を左へ90度回しながら両掌を上向きに返し、左掌の上に右掌を交差させるように通過させます。右掌は上向きのままで右腕を伸ばし、右太腿のところに寄せます。左手は左鎖骨下に置きます。身体を90度回した時、左足を真っ直ぐに伸ばし、右足は少し曲げて体重を支えます

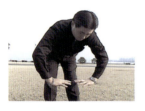

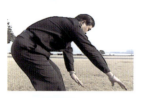

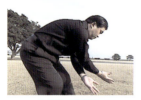

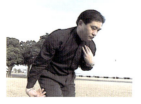

13 回気 （ホイチー）

右腕を伸ばしたまま弧を描くように回し、左足つま先に向けて投げるように右手の気を入れます。この時、左足つま先を少し上げます

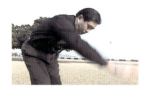

14 左弾足 （ズォタンズー）

右手で左足の指先を持って3回押して「気」を入れる動作を行います。ただ、足と手が離れていても、右手が左足先に向かっていれば効果は同じです

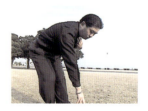

20　◆の番号はDVDの全編再生でのみ検索できるものです

15 推 気 (トゥイチー)

右掌で足下の「悪い気」を後ろに押しやります

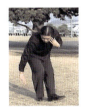

16 撈 気 (ラオチー)

右掌を上向きにして「良い気」をすくいとります

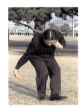

17 転 身 回 気 (デュアンシェンホイチー)

身体を右へ180度回し、重心と体勢を左右入れ替えます。左右逆の手で13の「回気」の動作を行います

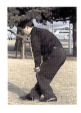 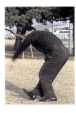

18 右 弾 足 (ヨウタンズー)

左手で右足に「気」を投げ入れます。14の「左弾足」と同じ動作を左右逆のパターンで行ってください

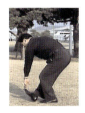

19 推 気 (トゥイチー)

左右逆パターンで15の「推気」の動作を行います

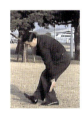

20 撈 気 (ラオチー)

左右逆パターンで16の「撈気」の動作を行います

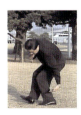

21 纏手 (チャンショウ)

右鎖骨下から右手をおろし、左手の内側を通り、左手の外側を持ち上げるように1周半回します。両手を左右下腹部に置きます

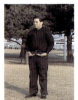

22 雲手 (ユンショウ)

重心を左足に置き右足を1歩前に出します。右下腹部から右掌の「気」をこぼさないように後ろに回し、手を右腰後ろに置きます。重心を右足に移し、左足を前に出して同じ動作を繰り返します。このパターンを3回繰り返します

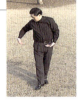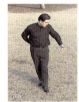

23 涮腰 (シュアンィヤォ)

22の「雲手」の4歩目で左掌が身体の脇にきたら、少しずつ右手を身体から離し、両手を翼のように広げながら、左足に重心を移します。両肩を右に回す反動で左手を振り上げ、労宮が額の第3の目と向かい合うよう、約30センチメートル離します。この時、視線は労宮を、右手は右下腹部に置きます

24 落膀回気 (ルオバンホイチー)

左掌を正面に返して手首を直角に曲げながら下へおろし、左腰後ろにおきます。この時、重心は左足です

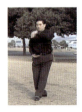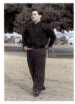

25 単展翅 (ダンヂャンチー)

重心は左足のまま右足を1歩前に出し、右手を前方に肩の高さまで上げ、弧を描くように上体を捻り、180度後ろに持っていきます。この時、重心は徐々に右足に移動、後ろに回した手は右腰に置きます

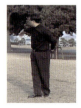

26 上歩伸膀 ◆31
（シャンブーシェンバン）

重心はそのままで、左足を1歩前に出しながら、左手も左下腹部に移します

27 纏頭過耳 ◆32
（チャントウグオアル）

右掌で「気」をこぼさないように持ち上げ、労宮が耳の穴に向かうように左耳の穴から入れ、後頭部を通り右耳から出します

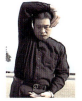

28 下圧 ◆33
（シャイヤオ）

右掌を下向きにして押すようにします。同時に、左掌は上向きに右胸前まで持ち上げます

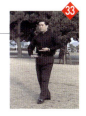

29 上托 ◆34
（シャントゥオ）

右掌を返して身体の中心線にそって持ち上げ、左手は上向きのまま左下腹部までおろします。重心を左足に移し、右足の踵は上げます

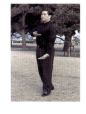

30 回気 ◆35
（ホイチー）

右手を肩の高さくらいまで上げたら、重心を右足に戻しながら、左足を伸ばします。右手は右鎖骨下に、左掌の労宮を額の第3の目の前方、約30センチメートルの位置に持っていきます

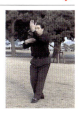

31 撈月 ◆36
（ラオユエ）

右手を鎖骨から離し、「気」をすくって第3の目の前に持ってきます。左手は少し下にずらして右掌と位置を入れ替えます

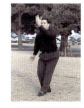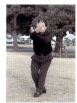

32 転身 ◆37
（デュアンシェン）

重心を右足から左足へ移しながら、右へ身体を180度回します

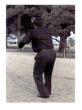

◆の番号はDVDの全編再生でのみ検索できるものです

33 上 歩 望 掌
（シャンプーワンジャン）

右手を右方向に水平移動させながら、左手で下から「気」をすくい、額の第3の目の前に持っていきます。同時に左足を1歩前に出し、重心を右足に移します

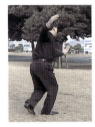 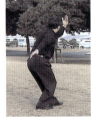

34 望 月 （ワンユエ）

右手で「気」をすくって、左手と交差させながら天に向かって「気」を投げます。目は投げる方向を見ます

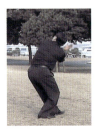

35 圧 気 （ヤーチー）

両手をおろし、両足に均等に体重をかけながら、左膝前で上から下に「気」を3回押します

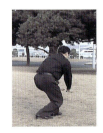

36 転 身 圧 気
（ヂュアンシェンヤーチー）

右に90度回り、35の「圧気」と同じように右膝の前で「気」を3回押します

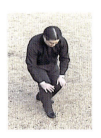

37 泳動 (ヨンドン) ◆42

手を揺らしながら頭頂部に持っていき、百会から「気」を入れ、丹田で少し揺すり、両下腹部までおろします

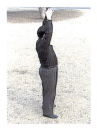
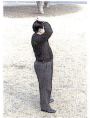
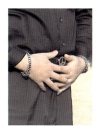

39 拍水飛翔 ◆44
(パイシュエイフェンシァン)

左足を1歩前に出し、左・右・左と少しずつ重心を移しつつ、両手で八の字を描くように「気」を押しながら、天と地の「気」を入れ替えます

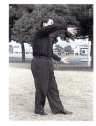
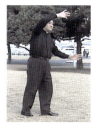

38 瞰水 (ハンシュエイ) ◆43

そのまま両手を後ろに回し、大きく「気」を抱えながら左・右・左と身体を揺らします

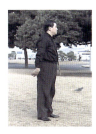
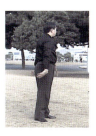

40 飲水 (インシュエイ) ◆45

胸の前に両手を持ってきて右足を曲げて重心をかけ、手を揺らしながら伸ばした左足にそって足先まで叩くようにします。これを3回繰り返します

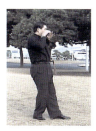
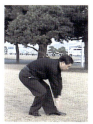

◆の番号はDVDの全編再生でのみ検索できるものです

41 望天 （ワンティエン）

両手を頭上に上げます

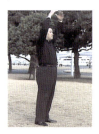

43 抓気 （デュアチー）

肩の高さで掌を下向きにして右・左と交互に前方の「気」を掴み取り、それぞれ鎖骨下に入れます。右・左交互に10回行います

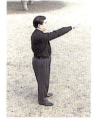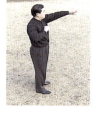

42 帰気 （グイチー）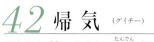

百会から「気」を入れ、丹田（たんでん）で少し揺すり、両下腹部まで下ろします

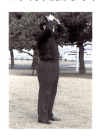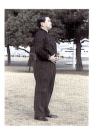

44 翻掌摟気
（ファンジャンラォチー）

掌を上向きにして43の「抓気」と同じ動作を繰り返します

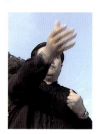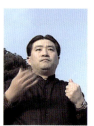

45 抱球 (バオチュウ)

両腕をおろし、掌を上向きにして地面から20～30センチメートルの高さで「気」を抱えます

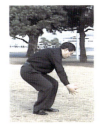

46 揉球 (ロウチュウ)

抱えた「気」を左脇腹に、右手を上、左手を下にし、掌を向かい合わせながら持ってきます。5本の指をこねるように動かし、両掌を左に回しながら「気」の球を左脇腹から右脇腹へ10回回転させます

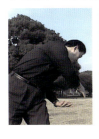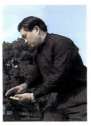

47 転身揉球 (デュアンシェンロウチュウ)

右脇腹で左右の手を上下入れ替え、掌を右回しでこねます。右脇腹から左脇腹へ7回で移動させ、3回で正面の丹田まで持ってきます

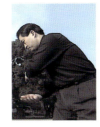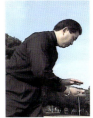

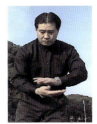

48 抱気 (バオチー)

こねた球を両手で引き伸ばすように左右に広げ、45の「抱球」のように抱えます

◆の番号はDVDの全編再生でのみ検索できるものです　27

49 貫 気 （グアンチー）

抱えた「気」を頭上に上げ、百会から入れ、丹田までおろし両下腹部で収めます

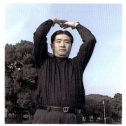

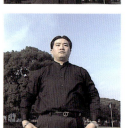

51 翻 翅 （ファンチー）

掌を返して正面に向けます

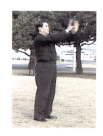

50 抬 膀 （タイバン）

指先を地に向けたまま、両手を前方に肩の高さまで持ち上げます

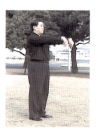

52 背 翅 （ベイチー）

手首を曲げ、そのまま脇におろして腰の後ろに持っていきます

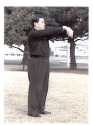
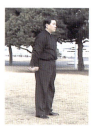

53 起扇上飛
（チーシャンシャンフェイ）

重心を右足にかけ、左足を1歩前に出します。左掌は器のような形にして下向きに左前方に差し上げ、下から掌を覗き込みます。右掌は右下腹部に置きます。この動作を左から順に7歩繰り返します

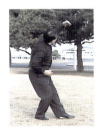 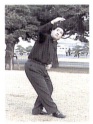

54 転身 （ヂュアンシェン）

右に180度、身体の向きを変えます

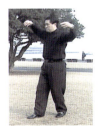

55 飛上 （フェイシャン）

両手を左右の上方に広げます

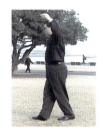

56 過水飛翔
（グオシュェイフェイシャン）

53の「起扇上飛」と同じ動作で、両手の「気」を斜め上方に押し上げます。左から順に7歩進みます

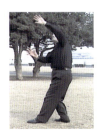 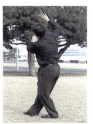

◆の番号はDVDの全編再生でのみ検索できるものです　29

57 転身 (ヂュアンシェン)

右に180度、身体の向きを変えます

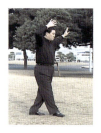

59 尋食 (シュンシー)

両手で左右の「気」をおろし、左足の上で交差させて混ぜます。この動作を左足から順に7歩繰り返します

58 飛上 (フェイシャン)

両手を左右の上方に広げます

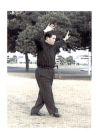

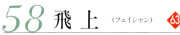

60 転身 (ヂュアンシェン)

右に180度、身体の向きを変えます

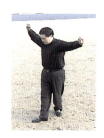

61 尋窩 (シュンウォ)

両手で左・正面・右の順で「気」を下方に押し出し、しばらくしてからさらに右・正面・左と押し出します。足は手に合わせて、左・右・左・右・左・右の順で一歩ずつ進んでください

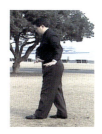

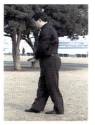

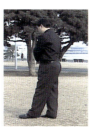

62 転身泳動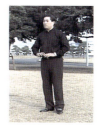
(デュアンシェンヨンドン)

左に90度、身体の向きを変え、地面から15センチメートルくらいのところから「気」をすくい集め、頭上まで上げていきます

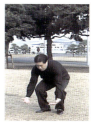

63 安睡帰気
(アンシュイグイチー)

百会から「気」を入れ、丹田までおろします。丹田を手で押さえたまま中腰になり目を閉じます

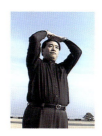
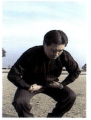

◆の番号はDVDの全編再生でのみ検索できるものです　31

64 収 式 (ショウシー) 🔶69

上体を起こし、地面から15センチメートルくらいのところから「気」をすくい集め、こぼさないように頭上へ持ち上げ百会から「気」を入れます。丹田までおろし、両下腹部に収めます。3回以上繰り返します

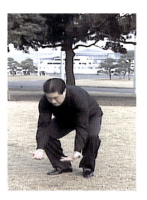

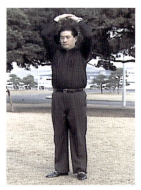

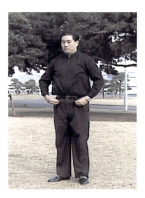

大 雁 功　（短　縮　版）

1〜8，64の動作だけの簡単な練功の方法もあります。

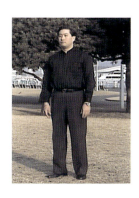
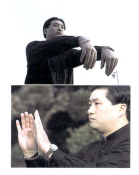
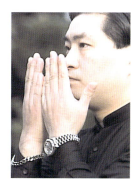
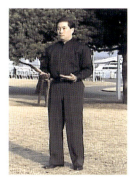
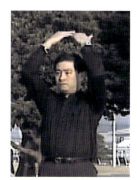
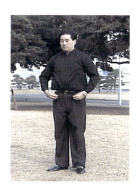

　以上の基本動作ができるようになったら、少しずつ全体をマスターするように努めてください。必ず最後は64の動作で終了し、「気」を取り入れます。

◆の番号はDVDの全編再生でのみ検索できるものです　33

静功で「気」の自己コントロール力を高める

　人間ならば、どんな人にでも「気」をコントロールする力が備わっていると私は考えています。
　文明が進むにつれて、人間はだんだんとその能力を使わないようになり、退化してしまっただけのことです。ただそれを使うには、無の境地に入れるかどうかがポイントなのです。
　無の境地に入ることで雑念を取り去り、脳と身体の内部を整理整頓し再び活発に動き出せる環境に整える、その究極の方法が大明気功で指導している内気功の練功である「静功」です。
「静功」は、身体の経絡に「気」（生命力）を循環させて経絡を通じやすくし、「気」のバランスを整え、自分の持つさまざまな能力を呼び起こす、内気功の鍛錬法なのです。
　人間は主に夜中、寝ている間に、知らず知らずに「気」が交換され、スムーズにデフラグ（最適化）が行われているわけです。
　ですが、場合によっては、交換される「気」が「良い気」ばかりとは限りません。そこで、意識を持って「静功」をすることで、「良い気」をコントロールできる身体を作ってほしいのです。

「静功」を行う上の注意点
①食前・食後30分は行わない（ただし、食べた量、固さによって異なる）。用便は済ませておく。
②眼鏡などは外す。
③身体を強く締め付ける衣服、踵の高い靴などは避ける。

④「良い気」の場所で行うこと(「陰の気」の場所《水のそばなど》や病気につながる「悪い気」の場所は避ける)。
⑤舌は上顎(うわあご)・前歯の付け根につけ、軽く唇を閉(と)じる。
⑥目を閉じて自然呼吸をする。
⑦身体の力を抜いてリラックスさせる。
⑧瞑想(めいそう)を集中させるため心の中で「功(こう)・成(とな)」と唱える。

※「練功」の時は、特に⑧以外はすべて守ってください。

「静功」を行う時間

　人の邪魔や突然の衝撃などを受けない場所で、15分間を目標に行いますが、始めのうちは短時間で終了しても構いません。少しずつでも毎日続けることが大切です。

　また、毎日続けるうちに目標時間に近づいてきます。

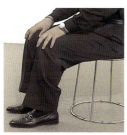

腰・膝・足首を直角に、膝・踵の間はこぶし1つ分あけ、椅子に浅く座る。両手の中指は膝の真ん中に、親指と小指は一直線上に

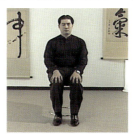

目と唇を軽く閉じ、身体の力を抜いてリラックスさせる。気功の効果を高めるために、心の中で「功・成」と唱え自然呼吸

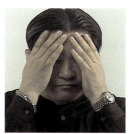

瞑想を終了する時は、目を閉じたまま静かに両掌を3回軽くこすり合わせ、その掌で顔を下から額まで撫でまわす

部位別の「気」の医学

「風邪(かぜ)を引いているわけではないのに、頭痛がして……」
「息切れがすると思ったら、血圧が高いせいだった……」
「毎日パソコンに向かっていると、どうも肩は凝るし、目はショボショボするし……」
「花粉の季節になると、朝からユーウツで……」
「最近、五十肩で洋服の脱(ぬ)ぎ着が大変……」
「ゴルフの翌日は腰がつらくて……」
「耳鳴りが続いて、集中力がなくなる……」
「もう今日で何日も出ていないの……」
「今日はお腹が痛くて食べたくないわ……」
「明日早いからと思っても全然眠れない……」

　病院では対処できなかったり、病院へ通うまでもないと思いがちなこんな症状を訴える人は、大変多いのです。これが毎日の練功で治るのなら、こんなにいいことはありません。

　大明気功が奨める練功のうち、「個々の患部への気功法」は、自分で病気を治す上で非常に効果があるものです。

　簡単ですが、正しい場所、正しい方法、正しい回数を守って行ってください。そうしないと、残念ながら効果は全くありません。

「気」の取り入れ方

どんな人にでも「気」は出せます。簡単に「気」を出し、それを確認して取り込む方法を覚えることが、気功をする上で大切です。

基本は、正しい場所（「良い気」のところ）で、ドアに向かってすること。

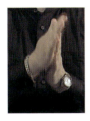
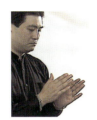
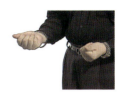

背筋を伸ばし顎を引く。両手(労宮同士)を時計回りに９回こすり合わせる

両手を５センチメートルくらい離し、「気」が出ているのを確認する

労宮（掌の中心あたり）を指を伸ばして隠し、「気」を閉じ込める

「気」の医学の基本は腎臓を保護すること

腎臓は、体液の恒 常 性の維持や老廃物の排泄、重要なホルモンの産生など、大切な役割を持った臓器です。大明気功では、「気の医学」のポイントが腎臓にあると考えています。そして、多くの病気と深く関係があります。

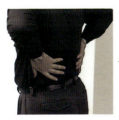
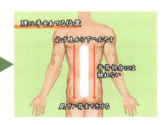

両手を背中の上のほうへ持っていく。力を入れずゆっくりと（ＣＧ〈図解〉の速度と同じくらい）尾てい骨の高さまでおろす

手を離し、腰のあたりが温かくなるまで繰り返す。温かさを感じたら、さらに３回繰り返し、手を握り労宮を隠す

◆の番号はDVDの全編再生でのみ検索できるものです　37

に効く「気」の医学

　1999年にWHO（世界保健機関）とISH（国際高血圧学会）から発表されたガイドラインでは、正常血圧の数値の設定が変わりました（上が130未満、下が85未満）。大明気功では、取り返しのつかない病気の引きがねになる高血圧やガンなどは頭に原因があると考えています。

基本型　

　まずドアに向かって立ち、「気」を取り入れます。左右どちらかの手を頭の上にかざします。もう一方の手は握り、労宮を隠します。心の中で9つ数え、かざした手で額から時計回りに小刻みに叩き後頭部で掌を開き、顔の前におろします。3周または9周でもいいです。

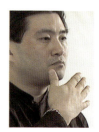

額から時計回りに、頭頂部から45度のところ（CG画面を参照）を叩く

1周半したら後頭部から顔の中央を通り、下へおろす

頭　痛　

　「気」を取り入れた後、必ず「頭の基本型」を行ってから始めます。「悪い気」をドアに向かって投げた後は、ブラブラと腕の力を抜くことが肝心です。

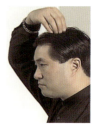

痛むところの少し上を右手で押さえ、左手で「悪い気」を投げる

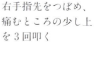

右手指先をつぼめ、痛むところの少し上を3回叩く

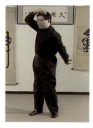

血圧 🈲

高血圧症は、自覚症状(じかくしょうじょう)がほとんどないので、ある日突然に脳卒中や心筋梗塞(しんきんこうそく)などを引き起こすことがあります。経絡の督脈(とくみゃく)(身体の後ろを通る脈)が頭付近でふさがり、「気」が上に回っていかないので血の圧力が高まります。だから、「気」を通してやればいいわけです。

腎臓に原因

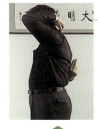

「腎臓を保護する気功法」をする。右手の親指・人差し指・中指を伸ばし、尾てい骨から「気」を上にあげる

周天を回す気功法

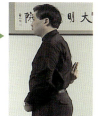

反対の手でその「気」を受け、恥骨までおろす。3回繰り返す

血圧の上が高い人

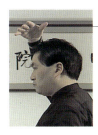

「頭の基本型」を行い、頭上の百会から「気」を入れる

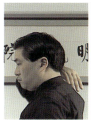

後頭部のほうへおろす。繰り返すのは3回だけ

血圧の下が高い人

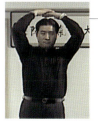

頭上から右手または両手で心臓のほうへ「気」を入れる

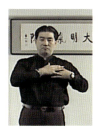

「気」を入れたら、心の中で9つ数える

「悪い気」を追い出す

私の著書でも、このDVDブックでも、「良い気」と「悪い気」について触れています。「良い気」だけが入ればいいのですが、どうしても「悪い気」が入ることで不調を感じることがあります。早めに「悪い気」を身体の外に出すことで、病気にまで至らないようにしましょう。

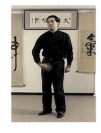

「頭の基本型」を行い、百会から「気」を入れ、左足におろす。次に右足、真ん中へおろす（ＣＧを参照）

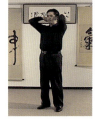

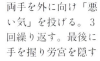

両手を外に向け「悪い気」を投げる。3回繰り返す。最後に手を握り労宮を隠す

ガンを治す

人間の頭の経絡には、4つの角があります。ガンの患者さんを調べてみると、この角で「気」が止まり、その場所に「悪い気」を感じるという共通点がありました。頭で「悪い気」を作るから、正常な細胞をガン細胞に変えてしまうのです。「悪い気」を作らないようにしましょう。

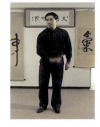

「頭の基本型」を行い、頭を叩きながら3周。百会から左足へおろし、右足、真ん中へ「気」を流す

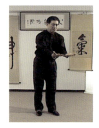

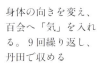

身体の向きを変え、百会へ「気」を入れる。9回繰り返し、丹田で収める

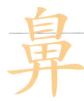

鼻に効く「気」の医学

　花粉症によるがんこな鼻づまりやサラサラの鼻汁は、大変つらい症状。花粉症は、他のアレルギーの病気と同じように、臓器の機能低下が原因です。「腎臓を保護する気功法」と「腹の気功法」を一緒に行うと、より効果的です。鼻の経絡に「悪い気」が滞（とどこお）っているので、そこを通じさせると、鼻づまりを緩和（かんわ）させることができます。

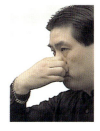

小鼻の付け根（歯ぐきの上）あたりを親指と人差し指でつまみ、45度の角度で60回押す

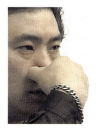

鼻骨あたり（ＣＧで場所を確認）を30回押す

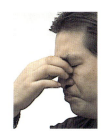

涙腺の部分を強く20回押し回してから、鼻をかむ

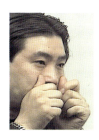

親指の側面で、小鼻から眉毛上まで速くこすりながら鼻で息を吸う

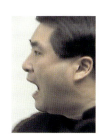

口を大きく開けてハーッと息をドアに向かって吐き出す。歯は隠すようにする

◆の番号はDVDの全編再生でのみ検索できるものです　41

に効く「気」の医学

　パソコンの前に長くいたり、テレビなどの観すぎで、現代人は「疲れ目」の症状を訴えることが多くなっています。目は肝臓との関連が大きいので、肝臓を強くする大雁功や「腹の気功法」を一緒に行うと効果的です。

基本型

　目の気功法を行う前には必ず手を洗い、清潔にします。眼球には爪を当てたり、力を加えたりしないように注意してください。指で押さえる場所は、CGをよく見て間違わないように。すべて20回です。

親指でまぶた上の骨のヘリからこめかみ上の骨まで持っていき下へ

親指と人差し指で涙腺をつまみ回す

人差し指で目の下の骨のヘリからこめかみ上の骨まで、そして下へ

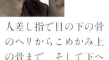
黒目下の骨の1センチメートル下を人差し指で「気」を入れながら20回押す

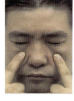

近視

　近視というのは、遠くの視力が悪い状態です。目の屈折状態がうまくいかなくなっています。近視を改善する気功を行う前には、必ず「目の基本型」をしてください。視線は労宮を見ながら、20回繰り返して行います。

両手をそれぞれの目の前にかざす

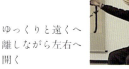
ゆっくりと遠くへ離しながら左右へ開く

42　◆の番号はDVDの全編再生でのみ検索できるものです

老 眼

老眼は、加齢によって水晶体(すいしょうたい)の調節が弱くなってしまい近くの視力が悪い状態です。老眼を改善する気功を行う前にも、必ず「目の基本型」をしてください。視線は労宮を見ながら、20回繰り返します。

両手をそれぞれの目の前方、遠くにかざす

ゆっくりと遠くから手前に近づけ、顔の前で左右に開く

乱 視

乱視は、水晶体を引っ張る筋肉のバランスが崩れたため、角膜と水晶体の彎曲(わんきょく)が球面にならなくなった状態です。「気」によってバランスを整えましょう。乱視の気功法には3種類の方法がありますので、自分の状態を確認してから行ってください。視線は労宮を。20回繰り返します。

縦方向の乱視

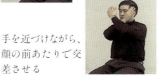

両手をそれぞれの目の前方遠くにかざす

手を近づけながら、顔の前あたりで交差させる

横方向の乱視

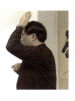

両手をそれぞれの目の前にかざす

手をゆっくりと目の前から遠ざける

交差型の乱視

両手をそれぞれの目の前方遠くにかざす

手を目にゆっくりと近づけてくる

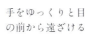

◆の番号はDVDの全編再生でのみ検索できるものです　43

肩に効く「気」の医学

肩凝りの原因としてもっとも多いのは、ストレスや疲労ですが、循環器系・消化器系などの病気の症状として現れることも、また五十肩が原因のこともあります。腎臓の経絡との関連が大きいので、「腎臓を保護する気功法」も行ってください。

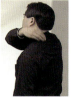
手で痛いところの少し上を3回叩き反対の手でそこの「気」を投げる

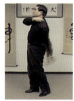
投げた後は腕をブラブラとさせる。最後に必ず手を握り、労宮を隠す

腰に効く「気」の医学

腰痛は、現代病のひとつと言われるくらい悩んでいる人が多いのです。特に、腎臓の経絡が通じていないことが原因だと考えています。「腎臓を保護する気功法」をしましょう。

座っていても立っていても構いません。まず、「気」を取り入れる

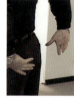
両手を背中の上のほうに持っていき、ゆっくり(CGの速度で)下へ

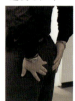
腰のあたりが温かく感じたら、さらに3回繰り返す

耳に効く「気」の医学

耳鳴りや難聴は、大変不快な症状です。普通の耳鳴りは、腎臓の経絡に関連する病気です。「腎臓を保護する気功法」を行い、腎臓の経絡が通じやすくなってくると、改善しやすくなります。

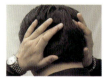
両手の労宮を耳にあてて9つ数え、人差し指と中指で後頭部をはじく

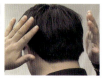
場所はCG（図解）で確認。はじいたら耳から労宮を離す。3回繰り返す

腹に効く「気」の医学──「腹の気功法」

　女性の多くは便秘で悩んでいるとのこと。下痢も便秘も腹の経絡が通じていなく、胃腸のバランスが崩れたことが原因のひとつです。腹の経絡を開いて腸の働きを活性化させましょう。

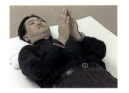 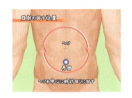 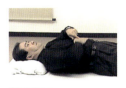

下が平らなところに仰向けになる。「気」を取り入れる

丹田を中心に時計回りに円を描くように素早く手を回す。50回行う

または500回繰り返す。円がずれる時は、もう一方の手で押さえる

不眠症に効く「気」の医学

　不眠症で一番つらいのは、寝つきの悪いことでしょう。この症状は主に頭（大脳）の経絡に「気」が滞っていることが原因です。熱い風呂に入った後に、この気功法をするとさらに効果的です。

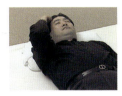 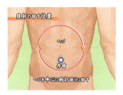

「頭の基本型」を3回繰り返す

丹田を中心に時計回りに手を素早く回す。50回または500回

◆の番号はDVDの全編再生でのみ検索できるものです

特典映像

組み合わせで効く「つらい症状27」

　年齢とともに体力や自然治癒力(しぜんちゆりょく)は落ちてきますが、この組み合わせ気功法で痛みや不調を改善し、自分で高めていくことが可能です。

　つらい症状を克服する場合、次の順番で行ってください。

　静功 → 大雁功（短縮版でも可）→ 組み合わせ法 → 大雁功

I 特に頭の部分に「気」を通じさせる

① 脳梗塞、脳溢血の後遺症

　脳梗塞は、脳内の血管が詰まり、脳に必要な血液が送られず、手足のしびれ、身体の片側まひ、言葉のもつれなどを伴うことがあります。

　私は、脳に障害を持った人は、主に腎臓の経絡(けいらく)の影響で督脈(とくみゃく)がふさがり、上のほうに「気」が回らなくなったためだと考えています。頭や腎臓の「悪い気」を追い出して周天を回すことが必要です。

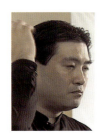
「頭の基本型」を行う

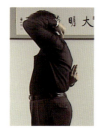
「血圧の気功法」で尾てい骨から恥骨まで周天を回す気功法を行う

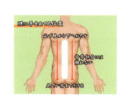
「腎臓を保護する気功法」を行う

② イライラ

　陰陽(いんよう)の考えからすると、人間がイライラするのは肝臓の「陽の気(火の気)」が強く燃え上がり「気」が頭に上るためです。ですから、頭と肝臓から「悪い気」を出し、静功で経絡をコントロールしましょう。

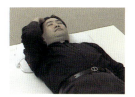
「不眠症の気功法」を行う

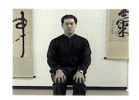
「静功」を行う

③ 立ちくらみ、めまい

　めまいは、主に腎臓の経絡の影響で脳の中枢神経(ちゅうすうしんけい)あたりの経絡が通じていないためだと考えています。頭と腎臓の経絡から「悪い気」を追い出す必要があります。

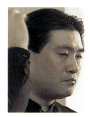
「頭の基本型」を行う

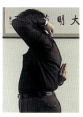
「血圧の気功法」で尾てい骨から恥骨まで周天を回す気功法を行う

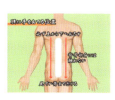
「腎臓を保護する気功法」を行う

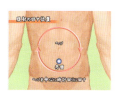
「腹の気功法」を行う

④ 貧血

　貧血には、鉄欠乏性貧血、再生不良性貧血、溶血性貧血、巨赤芽球性貧血などがあります。造血に深く関わっている骨髄、腎臓、肝臓、脾臓などに「良い気」が通じるようにする必要があります。また、「気」は上より下へ行きやすい。だから、背骨側（骨髄側）を通る督脈の上への「気」の循環を良くします。

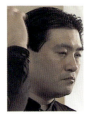
「頭の基本型」を行う

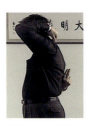
「血圧の気功法」で尾てい骨から恥骨まで周天を回す気功法を行う

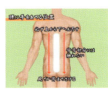
「腎臓を保護する気功法」を行う

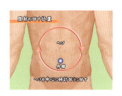
「腹の気功法」を行う

⑤ 更年期障害、自律神経失調症

　いわゆる更年期による不定愁訴の症状は人によりさまざまです。更年期障害や自律神経失調症は実は、経絡の失調症とも言える病気です。身体の「悪い気」を頭や腎臓などから追い出すとともに、大雁功で「良い気」を取り入れ、静功で身体の経絡のコントロール力を取り戻すことが大切です。

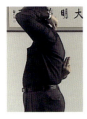
「血圧の気功法」で尾てい骨から恥骨まで周天を回す気功法を行う

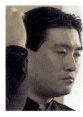
「頭の基本型」を行う

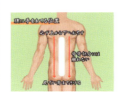
「腎臓を保護する気功法」を行う

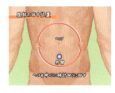
「腹の気功法」を行う

6 のぼせ、手足のほてり

　のぼせと手足のほてりは、任脈と督脈に問題があると考えています。ですから、周天を回すことによって、偏った流れを円滑にすることが肝要です。そのため、影響を与えている腎臓を保護することも大切です。

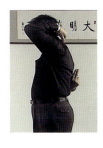
「血圧の気功法」で、尾てい骨から恥骨まで周天を回す気功法を行う

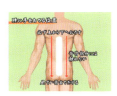
「腎臓を保護する気功法」を行う

7 物忘れ

　いわゆる痴呆ではなく、物忘れは頭の中で整理整頓がうまくいっていない場合と、頭に「悪い気」が滞っている場合に起こる症状だと考えています。ですから、頭の経絡を通じさせる必要があります。

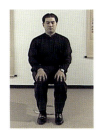
「静功」を行い、自己コントロール力を高める

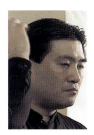
「頭の基本型」を行う

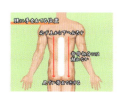
「腎臓を保護する気功法」を行う

8　吐き気

　吐き気の原因は2つ考えられます。①滞っている「悪い気」を出すため。②任脈に問題があり、食べたものが下へ行かないため。ですから、頭と腎臓、腹から「悪い気」を出す必要があります。

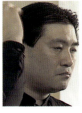 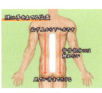 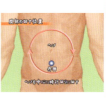 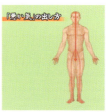

「頭の基本型」を行う　　「腎臓を保護する気功法」を行う　　「腹の気功法」を行う　　「悪い気を出す気功法」を行う

9　食欲不振

　食欲不振の原因には、ストレス（脳が原因）などからくる場合と、消化機能の減退、腎臓が弱い場合が考えられます。頭と腹の経絡を通じさせ、生命力の強い（「良い気」が多く含まれた）朝起きたばかりのつばをたっぷりと飲むといいのです。

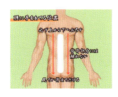 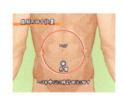 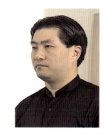

「頭の基本型」をしてから「腎臓を保護する気功法」を行う　　「腹の気功法」を行う　　朝起きたら、口をすすぐ前に口の中につばを溜め飲み込む

⑩ 疲労感

　疲労は、手足、頭、腎臓、肝臓、周天（しゅうてん）、腹の経絡に「悪い気」が溜まり、「良い気」が不足していること、通じていないことが挙げられます。静功でコントロール力を高め、大雁功を行い「良い気」をたくさん取り入れることも大切です。

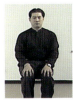

❶「静功」を行い自己コントロール力を高める

❷「頭の基本型」を行う

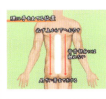

❸「血圧の気功法」で尾てい骨から恥骨まで周天を回す気功法を行う

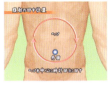

❹「腎臓を保護する気功法」を行う

❺「腹の気功法」を行う

⑪ 寝違え

　寝違えは、頭のほうから「悪い気」が入り、首のところで止まってしまうことから起きると考えています。頭の中と首の回りの「悪い気」を肩から外へ出します。関連する経絡の腎臓を保護することで早く治ります。

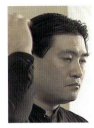

「頭の基本型」を行う

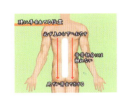

「腎臓を保護する気功法」を行う

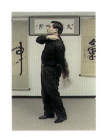

「肩の気功法」を行う。「悪い気」を投げた後は、必ず腕をブラブラさせること

Ⅱ 特に腎臓に「気」を通じさせる

12 五十肩

　五十肩は、徐々に肩関節部分に炎症で痛みが出、癒着(ゆちゃく)が起きて動かなくなった状態を言います。程度はさまざまで、手が上がらず、衣服の着脱(ちゃくだつ)も困難になる人もいますし、寝返りをうつのもつらいという人もいます。カルシウムが体内で分泌され、本来は腱の部分につくべきでないものが癒着し、硬くなってしまうことが原因と考えます。2〜3年で自然に治るとされていますが、痛みと肩の運動障害があるため、この組み合わせをして早く治しましょう。

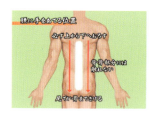

「腎臓を保護する気功法」を行う。手が背中に回らない人は、身体の前で行ってもよい

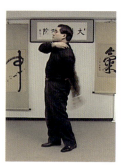

「肩の気功法」を行う。「悪い気」を投げた後は、腕をブラブラさせること

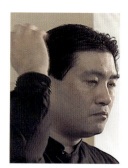

「頭の基本型」を行う

13 喘息

　喘息は、気道が異常な過敏反応を起こして狭窄または閉塞して吸い込んだ空気が吐き出せなくなった状態を言います。「悪い気」が任脈で滞ったことが原因だと考えますので、特に任脈を通じさせ、頭、腎臓、脾臓から「悪い気」を追い出し強くします。

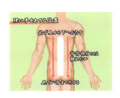
「腎臓を保護する気功法」を行う

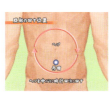
「腹の気功法」を行う

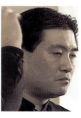
「頭の基本型」を行う

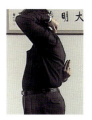
「血圧の気功法」で尾てい骨から恥骨まで周天を回す気功法を行う

14 二日酔い

　大量にアルコールを摂ったため、肝臓で分解できず、翌朝になっても不快な症状がある状態を言います。二日酔いに一番いいのは、水をたくさん飲んで排出すること、頭と腎臓、肝臓から「悪い気」を追い出します。

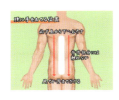
「腎臓を保護する気功法」を行う

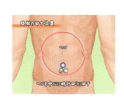
「腹の気功法」を行う

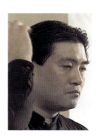
「頭の基本型」を行う

15 婦人病、生理痛

　陰陽の考えからですと、女性は陰の身体で、生理時には陰が多く溜まるので、この時にうまく「陰の気」を処理できないと、生理痛や婦人病（子宮筋腫、乳腺線維腺腫など）になりやすいのです。以下15・16・17の症状の組み合わせ気功法は同じです。

16 頻尿、残尿感

　頻尿は膀胱の貯える力が弱まり、残尿感は絞る力が足りないことで起きます。膀胱の周りの「気」が弱かったり、「悪い気」が入ったためだと考えますので、特に腎臓を強くする必要がありますので、腎臓の経絡を通じさせ、足のほうからも「悪い気」を出すようにしましょう。

17 精力減退

　これは、膀胱よりも下の部分の問題ですが、頻尿などとほとんど同じ原因です。腎臓を強くして「悪い気」を出し、お腹の両側に「強い気」を入れることが肝心です。手をお椀型にして「気」を入れるようにすると、労宮がしまらないから「気」が入りやすく回復が早くなります。

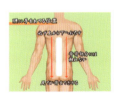
「腎臓を保護する気功法」を行う

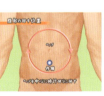
「腹の気功法」を行う

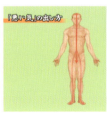
頭上から「気」を入れ、左足、右足、中央へとおろす。3回まで

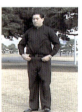
「精力減退」の場合のみ、これらの後に両下腹部に9回「気」を入れる

18 むくみ

　身体の水分や老廃物が外に排出されなくなると、むくみが生じてきます。腎臓と肝臓、心臓の経絡を通じさせて、血液の循環と水分代謝をよくすることが大切です。

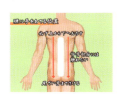
「腎臓を保護する気功法」を行う

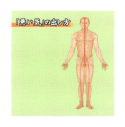
頭上から「気」を入れ、左足、右足、中央へとおろす。3回行う

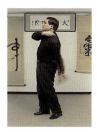
「肩の気功法」を行う。「悪い気」を投げた後、腕はブラブラさせること

19 手足のしびれ

　手足のしびれには、たくさんの原因があると考えられます。小脳の経絡に問題がある場合、また肩の経絡が詰まっている場合、腎臓が悪い場合、「悪い気」が足に溜まった場合などです。

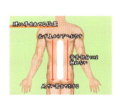
「腎臓を保護する気功法」を行う

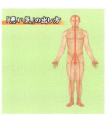
頭上から「気」を入れ、左足、右足、中央へとおろす。3回行う

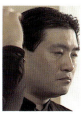
「頭の基本型」を行う

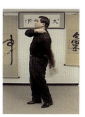
「肩の気功法」を行う。「悪い気」を投げた後、腕はブラブラさせること

20 冷え症

　全身の「良い気」が足りなくなったり、腎臓の機能が弱まってくると、手足の指先や下半身などが冷たくなります。腎臓を強くして身体全体の経絡を通じさせ、「良い気」が満ちてくると回復してきます。15分間の足湯をしてからこの組み合わせ法をすると効果的です。

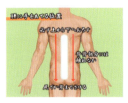
「腎臓を保護する気功法」を行う

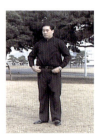
両下腹部に9回「気」を入れる

21 こむら返り

　主に、腎臓が弱く、足に「悪い気」が滞ったり、通じなくなったり、「良い気」が送られないために起こります。①冷たい場所。②「気」の使いすぎ。長い間走ったり、ダッシュしたり。③寝ていて「悪い気」が入った場合などになりやすいのです。実際につった場合は、足の親指を持って足を伸ばすのが効果的です。

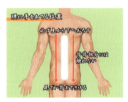
「腎臓を保護する気功法」を行う

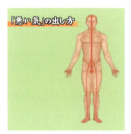
頭上から「気」を入れ、左足、右足、中央へとおろす。3回行う

22 肌荒れ（吹き出物）

　皮膚のトラブルは、腎臓と脾臓に関係すると考えます。また、朝、口をすすぐ前の自分のつばは、生命力が強く、肌の悪い部分に「良い気」を通じさせてくれるので、最後に必ずしてください。

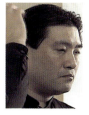
「頭の基本型」を行う

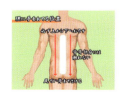
「腎臓を保護する気功法」を行う

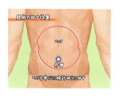
「腹の気功法」を行う。最後に朝一番のつばをつける。違う場所につける時は指を替える

23 しみ

　しみは、腎臓や脾臓の働きが悪くなり、皮膚に正常な「気」が送られないため変化してしまうのが原因です。腎臓や脾臓を強くし、生命力の強い、朝、口をすすぐ前のつばを1回だけ指先でつけ、しみの部分の少し上から下へおろす（他の部分も行う場合は指を替える）ようにします。

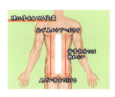
朝一番のつばをつけ、「腎臓を保護する気功法」を行う

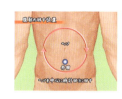
「腹の気功法」を行う

Ⅲ 特に腹に「気」を通じさせる

24 食べ過ぎ、胃のもたれ

　食べ過ぎや飲み過ぎの時には、早く胃腸から「悪い気」を処理する必要があります。胃腸に「良い気」を入れ、「悪い気」を追い出すとともに「悪い気」を処理する腎臓を強くする必要があります。胃の粘膜を保護するよう、朝一番のつばを大量に飲みます。

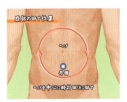
「腹の気功法」を行う

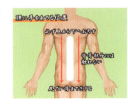
「腎臓を保護する気功法」を行う。その後、口の中につばを溜め飲み込む

25 口臭

　口臭には2つの原因が考えられます。歯と胃の病気です。歯の場合は、歯科医での治療が必要な場合もあります。胃腸の調子が悪くなり、消化不良の胃の中の臭(にお)いが逆流して口臭となります。「悪い気」を外へ出してから、朝一番のつばを大量に飲み込み、胃を整(ととの)えます。

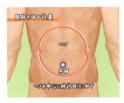
「腹の気功法」を行い、その後に「腎臓を保護する気功法」を行う

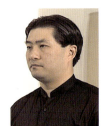
朝口をすすぐ前につばを口の中に溜め飲み込む

26 しゃっくり

しゃっくりは、横隔膜(おうかくまく)や呼吸補助筋の痙攣(けいれん)で、長く続くしゃっくりは、大変つらいものです。痙攣の原因となる胸から腹部までの「悪い気」を追い出し、通じさせます。喉(のど)からへその下まで、任脈を通して3回おろします。そして、へそを中心に腹を50回、時計回りに回す。この動作を2回繰り返します。水を少し飲んでからだとより効果的です。

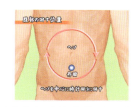

水を飲み、「気」を喉からへその下まで3回おろし、「お腹の気功法」を行う

27 痔

痔には「裂肛(れっこう)」「痔核(じかく)」「痔ろう」等のタイプがあり、「痔ろう」は手術をしたほうが良いようです。痔は、肛門部分の圧力がかかりやすいため、身体から「悪い気」を外に追い出すとともに、周天をうまく回す必要があります。日常、肛門を持ち上げる意識で生活してください。

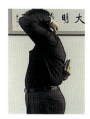

「血圧の気功法」で尾てい骨から恥骨まで周天を回す気功法を行う

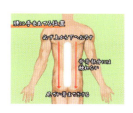

「腎臓を保護する気功法」を行う

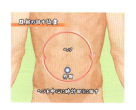

「腹の気功法」を行う

あとがき

　2002年8月、かねてより念願しておりました自著『病気がすべて治る「気」の医学』を講談社から出版することができました。以来、大明気功院への問い合わせ・予約の電話が殺到。いかに病気に苦しんでいる人が多いかを実感しました。

　大明気功で推奨している練功（気功の練習）をお教えする会を設けていますが、時間や地理的な状況で出席できない方も多く、なんとか方法を考えておりました。

　そんな時、前著でご縁のできた講談社で新しい試みとして「DVDブック」を企画しているとのこと。私の希望ともあいまって、第1号で制作されたのです。

　初めての試みゆえ、試行錯誤しながらも思い通り以上のものができたと思っています。制作に関わった皆様の熱意の賜物と、感謝の気持ちで一杯です。講談社生活文化局の丸木明博氏、横山三代子氏、DNP映像センターの加藤泰輔氏、中村健一郎氏、大日本印刷の水島壽人氏、今回の改訂版制作においては講談社エディトリアルの堺公江氏、庄山陽子氏、DNPメディア・アートの上久保貴裕氏に改めて御礼を申し上げます。

　このDVDブックは、観ていても「良い気」のメッセージを感じ取れるかもしれませんが、映像を参考に正しい場所、正しい方法、正しい頻度で必ずご自分で実践してください。少しでも早く病気が改善できるよう、願っております。

青島大明

大明気功院のご案内

大明気功院は、会員制・完全予約制です。詳しい内容は、電話またはファックスでお問い合わせになるか、ホームページをご覧ください。

神奈川県横浜市西区平沼1-29-7 大明ビル
Tel：045-322-6699
Fax：045-322-6690
http://www.daimeikikou.com/

《DVD-Video注意事項》

このDVDは映像と音声を高密度に記録したディスクです。DVDビデオ対応のプレーヤーで再生してください。パソコン搭載のDVDプレーヤーでの動作は保証しておりません。
また、再生機種によっては正常に再生できない場合があります。視聴しづらい場合は別の機種でお試しください。

◎DVDドライブ付きPCやゲーム機などの一部の機種で、再生できない場合があります。

◎このディスクは特定の地域のみ再生できるように作成されています。したがって販売対象として表示されている国や地域以外で使用することはできません。
　各種機能についての操作方法はお手持ちのプレーヤーの取扱説明書をご覧ください。
◎このタイトルは、4：3画面サイズで収録されています。

◎このディスクは家庭内鑑賞にのみご使用ください。このディスクに収録されているものの一部でも無断で複製（異なるテレビジョン方式を含む）・改変・転売・転貸・上映・放送（有線・無線）することは厳に禁止されており、違反した場合、民事上の制裁及び刑事罰の対象となることもあります。

〔取扱上のご注意〕
◎ディスクは両面とも、指紋、汚れ、キズ等をつけないように取り扱ってください。
　また、ディスクに対して大きな負荷がかかると微小な反りが生じ、データの読み取りに支障をきたす場合もありますのでご注意ください。
◎ディスクが汚れたときは、メガネふきのような柔らかい布を軽く水で湿らせ、内側から外側に向かって放射状に軽くふき取ってください。レコード用クリーナーや溶剤等は使用しないでください。
◎ディスクは両面とも、鉛筆、ボールペン、油性ペン等で文字や絵を書いたり、シール等を貼付しないでください。
◎ひび割れや変形、または接着剤等で補修されたディスクは危険ですから絶対に使用しないでください。また、静電防止剤やスプレー等の使用は、ひび割れの原因となることがあります。

〔保管上のご注意〕
◎使用後は、必ずプレーヤーから取り出し、DVDブック専用ケースに納めて、直射日光の当たる所や、自動車の中など、高温、多湿の場所は避けて保管してください。

〔視聴の際のご注意〕
◎明るい部屋で、なるべくTV画面より離れてご覧ください。長時間続けての視聴を避け、適度に休憩をとってください。

| 72min. | 片面一層 | COLOR | MPEG2 | 複製不能 |

  NTSC

装幀　鈴木成一デザイン室
本文レイアウト　中川まり
写真　熊谷嘉尚、野辺竜馬

青島大明（あおしま・だいめい）

1960年、北京に生まれる（旧姓・隋）。世界医学気功学会特邀気功専家、及び学会常務理事、学会副主席。大明気功院 院長。幼少の頃から八掛掌・太極拳などの家伝の健康法を学び、賈永斌大師や大雁功の楊梅君大師、法術の黄茂祥大師や文栄高大師など著名な気功師との出会いにより才能を見出され気功の能力を開発、'76年から気功施術を始める。世界23ヵ国が参加している世界医学気功学会が招聘した気功のスペシャル・エキスパート14名のうちの一人としてさまざまな難病・奇病を研究施術。'82年来日、高知大学人文学部経済学科を卒業後、'90年に横浜大明気功会を主宰、現在に至る。

著書に『病気がすべて治る「気」の医学』、『病気は「妄想」で作られる』（講談社）など多数ある。

新装版　DVDブック
病気を自分で治す「気」の医学
2024年　9月30日　　第1刷発行

著者　**青島大明**

発行者　**堺　公江**

発行所　**株式会社講談社エディトリアル**
〒112-0013
東京都文京区音羽1-17-18護国寺SIAビル6階
電話　代表　03-5319-2171
　　　販売　03-6902-1022

印刷・製本　**大日本印刷株式会社**

定価はカバーに表示してあります。
落丁本・乱丁本は購入書店名を明記のうえ講談社エディトリアル宛にお送りください。送料小社負担にてお取り替えいたします。
本書の無断複製（コピー）は著作権法上での例外を除き、禁じられています。
©Daimei Aoshima 2024,Printed in Japan
ISBN978-4-86677-152-6